AF395262

MÉMOIRE

SUR L'INFLUENCE QUE LES TRAVAUX

DES

MÉDECINS PHYSIOLOGISTES

ONT EXERCÉE SUR L'ÉTAT DE LA MÉDECINE
EN FRANCE,

LU, LE 30 JUILLET 1832, A L'ACADÉMIE DES SCIENCES DE PARIS,

PAR LE PROFESSEUR BROUSSAIS.

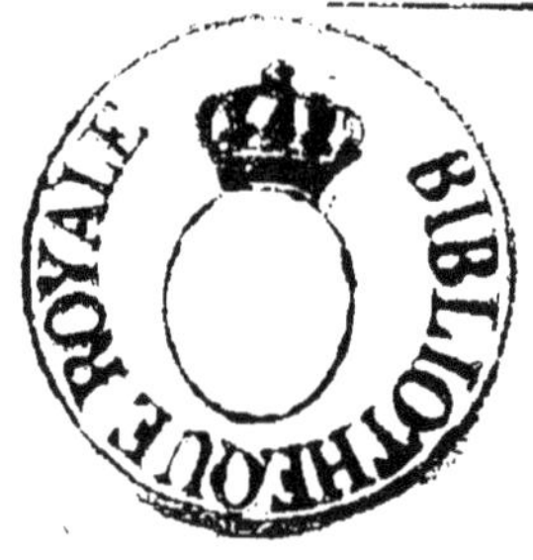

A PARIS,

CHEZ M^ELLE DELAUNAY, LIBRAIRE,

PLACE ET VIS-A-VIS DE L'ÉCOLE DE MÉDECINE;

1832.

DE L'IMPRIMERIE DE LACHEVARDIERE,
RUE DU COLOMBIER, N° 30.

MÉMOIRE

SUR L'INFLUENCE QUE LES TRAVAUX

DES MÉDECINS PHYSIOLOGISTES

ONT EXERCÉE SUR L'ÉTAT DE LA MÉDECINE
EN FRANCE.

MESSIEURS,

Un médecin qui a passé la meilleure partie de sa vie à travailler aux progrès de la science qu'il cultive, avait formé depuis long-temps le projet de venir rendre compte à l'Académie des sciences de ses travaux et des changemens qu'il a vus s'opérer dans l'art de guérir.

Il est coupable, peut-être, d'avoir attendu jusqu'à ce jour, et il ne peut en donner d'autre excuse que le désir de vous présenter un résumé plus riche de faits et plus digne de votre attention.

Il vient enfin, messieurs, vous demander un moment d'audience, parce qu'il a senti le besoin de votre appui pour seconder ses efforts dans une œuvre qu'il croit utile à la société.

Jaloux de ménager un temps que vous employez d'une manière si utile aux progrès des lumières, il s'empresse d'aborder les questions sur lesquelles il se propose d'appeler vos méditations.

La médecine est, comme chacun sait, la science

qui apprend à connaître et à traiter les maladies des êtres vivans ; mais nous ne vous entretiendrons que de celles de l'espèce humaine.

Les médecins sont, ainsi que l'a dit un classique célèbre, les ministres de la nature : ce sont des hommes voués aux actes de bienfaisance et de miséricorde, des hommes qui ne doivent approcher leurs semblables que pour leur faire du bien. Il est donc tout naturel qu'ils en cherchent sans cesse les moyens.

Jeune encore, et tout pénétré de ces sentimens, celui qui a l'honneur de vous entretenir aujourd'hui se sentit vivement affligé dès l'année 1804 de ne pouvoir remplir que d'une manière imparfaite, dans les hôpitaux des armées, la tâche délicate que le gouvernement avait imposée à sa conscience. Etait-ce sa faute, s'il ne guérissait pas davantage, ou bien celle de la science qu'on lui avait enseignée ? Il devait tout faire pour sortir de cette pénible incertitude. Il travailla sans relâche pendant cinq ans, et, en 1809, parut *l'Histoire des phlegmasies chroniques.* Éloigné de Paris où il était peu connu, et qu'il quitta de nouveau après avoir publié cet ouvrage en deux volumes (il en a trois dans la quatrième édition), étranger à toute intrigue, l'auteur n'avait aucun moyen de le faire valoir lors du concours pour les prix décennaux en 1811. Il obtint néanmoins une mention honorable encouragement précieux auquel il fut très sensible. L'*Histoire des phlegmasies chroniques* est un ou-

vrage tout expérimental ; à l'époque où il fut écrit,
ces maladies étaient à peu près inconnues. *Pujol*
de Castres, déjà oublié, mais qui fut aussitôt exhumé,
ne s'était occupé que des suppurations des cavités
viscérales.

Toutes les inflammations insidieuses qui ont leur
siége dans les membranes de ces cavités et qui ne
produisent point de pus, étaient obscures encore
pour les médecins du temps. Le célèbre Pinel ne
les avait point encadrées dans sa *Nosographie*. On
ne trouvait à leur place que des vices organiques
ou des dépérissemens sans cause appréciable. Le
grand Corvisart, si admirable par l'art de porter
l'analyse investigatrice dans les fonctions, ne s'en
était point fait une juste idée. Il savait déterminer
le siége d'une tumeur cachée dans la profondeur
des viscères ; mais il n'en indiquait point la nature.
S'il n'y avait ni phthisie pulmonaire, ni maladie du
cœur, ni aucune de ces tuméfactions intérieures
qu'on appelait alors *vices organiques*, il ne voyait la
cause du dépérissement progressif des sujets affectés de maladies chroniques, que dans un état de
faiblesse et de cachexie (*malus habitus*), expres-
sions vagues qui ne disent rien à l'esprit, et qui,
d'ailleurs, ont le défaut de lui fournir de fausses
indications pour le traitement.

L'*Histoire des phlegmasies* éclaira tous ces points
encore si obscurs. Cet ouvrage montra que l'inflammation joue le rôle principal dans la production
des masses rénitentes qui se développent au milieu

*

des viscères. Il fit voir que, sous une autre forme, cette inflammation altère insensiblement le tissu de leurs membranes et amène ce dépérissement incurable jusqu'alors, qu'on attribuait à la faiblesse des solides et à la dépravation des liquides. Il fit plus, il prouva que ces faiblesses et ces dépravations sont souvent curables ; il détermina les signes et les époques de leur curabilité, et fit connaître les moyens d'en triompher.

A compter de cet instant, la science commença à prendre une nouvelle face. Les mots de *vice organique*, si vagues et si peu signifians jusqu'alors, eurent un sens que tous les médecins purent saisir. On ne songeait qu'à en pallier les tristes effets. On s'occupa à les prévenir dès qu'on en vit le germe dans les irritations opiniâtrément fixées sur les instrumens d'une fonction , et la pratique devint rationnelle sur cette partie importante de nos maux.

L'*Histoire des phlegmasies* n'était pourtant qu'un premier pas vers la réforme dont la médecine-pratique avait besoin. La classe des fièvres n'était pas plus satisfaisante aux yeux des bons esprits que celle des *cachexies* et des *vices organiques*. Les fièvres continues, en général, étaient, pour les médecins, de deux genres tout différens : on attribuait les unes à l'inflammation d'un organe; les autres étaient *essentielles*, c'est-à-dire indépendantes de toute affection locale. On trouvait la raison des premières dans les inflammations des viscères et dans celles des parties extérieures du corps. Mais on ne connaissait pas toutes les inflammations viscérales qui peuvent les produire ; de sorte que le second genre de fièvres continues, qui en dépend également, n'avait point de cause locale. On ne savait donc à quoi les attribuer, et, dans cette ignorance, on essayait de les caractériser ou d'après les symptômes prédominans, ou d'après des données beaucoup plus vagues encore. La sécrétion de la bile était-elle surabondante, on les nommait *fièvres bilieuses* ; était-on plus frappé de celle de la pituite, ou du mucus animal, elles prenaient le nom de *fièvres pituiteuses* ou *muqueuses* ; la chaleur y paraissait-elle extraordinaire, c'étaient des *fièvres ardentes* ; l'extérieur du corps était-il comme glacé, on en faisait des *fièvres algides*, et si en même temps les malades se plaignaient d'une ardeur dévorante à l'intérieur, on leur donnait une autre dénomination. Lorsque les forces semblaient abattues dans les fièvres, on les nommait *asthéniques* ; si le corps exhalait une odeur repoussante par la fétidité de ses excrétions, on les appelait *putrides*, quoique déjà d'excellens esprits se fussent élevés contre cette dénomination en prouvant que la putridité est incompatible avec la vie. Des désordres prédominans s'étaient-ils manifestés dans le sentiment et dans le mouvement du système musculaire, on disait la *fièvre nerveuse* ou *ataxique* ; lorsque la combinaison des différens symptômes qui viennent d'être énumérés se présentait dans des nuances qui paraissaient insolites, on cherchait un nom à la fièvre dans la localité ou dans le pays qui en offrait des exemples : c'est ainsi que l'on avait des fièvres des *camps*, des *prisons*, des *hôpitaux* ; des fièvres de *Hongrie*, des *Pays-Bas*, etc. ; quelquefois on les dénommait d'après la forme d'une éruption symptômatique et accidentelle, *fièvres pétéchiales*, *fièvres miliaires*, *fièvres ortiées*, etc. Dans quelques cas, le caractère et le nom étaient tirés de la supposition d'un agent perfide et malin, qui trompait la vigilance du médecin et déjouait tous ses calculs. C'est en effet un sentiment de surprise et de terreur qui nous a donné les *fièvres malignes*.

Loin de nous, messieurs, l'intention de déprécier les travaux qui nous ont donné ces premiers résultats de l'observation : ce sont des matériaux précieux dont les modernes se sont servis avec avantage pour élever l'édifice de la science, et nous devons respect et reconnaissance aux hommes laborieux qui nous les ont amassés. Notre but n'est ici que de vous retracer sommairement la marche de l'esprit humain dans l'acquisition des connaissances sur cette partie de la médecine, et de vous peindre l'état de cette science à l'époque où nous vous avons reportés.

Toutefois nous devons juger cet état. Eh bien ! messieurs, que voyez-vous de philosophique dans ce langage de l'ancienne médecine relativement aux fièvres continues ? vous annonce-t-il une science faite ? hélas ! il ne vous donne que l'idée de la confusion et du chaos ; il ne vous montre qu'une source intarissable de controverses non seulement sur la nature, mais, ce qui est plus grave, sur le traitement de ces maladies. En effet, on était bien rarement d'accord sur l'une et sur l'autre ; car, dans la même maladie, des médecins tiraient leurs indications curatives de la sécrétion bilieuse ou de la muqueuse, pendant que d'autres les allaient puiser dans la faiblesse, dans la putridité ou dans la malignité.

Pinel avait gémi de cet affreux désordre, et il avait entrepris d'y porter remède ; mais il ne put y réussir. C'était déjà beaucoup pour un médecin élevé dans les principes des anciennes doctrines, d'en avoir senti le vice et de l'avoir signalé. Il essaya de localiser quelques fièvres. C'est ainsi qu'il rattacha au tube digestif deux ordres de sa Nosographie, les bilieuses sous le nom de *méningo-gastriques*, les pituiteuses ou muqueuses sous le titre *d'adéno-méningées*. Mais il ne nous dit point de quelle nature était sa gastricité, ni quelle était la cause de la surabondance de pituite qu'on observait dans son adéno-méningée. Osons tout dire, messieurs ; ce grand homme tomba dans une contradiction manifeste en attribuant ces deux fièvres tantôt à l'irritation, tantôt à l'altération primitive des secrétions bilieuses et muqueuses, en même temps qu'il leur conservait le titre *d'essentielles* qui supposait l'absence de toute affection locale primitive et déterminante.

Même contradiction par rapport à ses *fièvres ataxiques*, qu'il plaçait d'ailleurs vaguement, et sans détermination précise, dans le système nerveux. Eh ! comment les y aurait-il circonscrites, puisqu'il les distinguait des inflammations de cet appareil ? Le nosographe s'éloigna plus encore de la clarté et même de la vérité, en ralliant toutes les fièvres où les forces se trouvent en défaut à l'ordre de ses *adynamiques*. Point de siége et fausses indications curatives, tels sont les vices de cette dénomination qui eut le malheur de consacrer le traitement de l'Écossais Brown ; traitement presque toujours dangereux, puisque l'adynamie ou la faiblesse des fièvres est rarement autre chose que le résultat de l'inflammation des viscères. Quant à ses autres dénominations déjà mentionnées, comme elles ne précisaient pas la nature du mal, elles laissèrent subsister tous les vices des anciennes méthodes curatives. Il y eut, en définitive, une tentative vers le mieux, mais sans résultat.

Tel était l'état de la science lorsque parut, en 1816, la première édition de *l'Examen des doctrines médicales*. Cet ouvrage, fruit d'une expérience plus avancée, renchérit sur son aîné *l'Histoire des phlegmasies*. Il s'éleva vivement contre le vague, l'insuffisance et la contradiction des doctrines en crédit ; il prêcha la nécessité d'une autre méthode pour l'appréciation des symptômes des maladies, tant aiguës que chroniques ; il conseilla de ne plus procéder en médecine par la formation de groupes de symptômes érigés arbitrairement en maladies ; il fit voir que rien n'était moins raisonnable que de dire qu'une collection de dix ou douze symptômes est la cause des altérations matérielles que l'on rencontre après la mort dans les organes, puisque les symptômes ne sont que le témoignage extérieur du mal qui conduit ces organes à leur détérioration. Il proposa de concevoir les fièvres comme l'on concevait les inflammations, c'est-à-dire de les attribuer aux affections locales des viscères, et prouva que si on ne l'avait pas fait jusqu'alors, c'est qu'on avait méconnu ces affections, en les considérant comme des effets de la fièvre, tandis qu'elles en étaient la véritable cause. Il recommanda, d'ailleurs, la circonspection pour les cas où le mobile de l'état fébrile n'est pas évident.

Cette méthode était éminemment simple, une, et par conséquent philosophique ; mais elle était nouvelle, et comme celle de Pinel, dans sa nouveauté, elle excita contre elle une tempête violente. Mais, retranchée derrière des masses imposantes de faits, elle résista, et l'histoire des dernières époques de la médecine française est là pour nous apprendre les résultats de cette lutte.

Un fait de haute importance vient déposer le premier en sa faveur : en 1812 commençait à s'élever un ouvrage que l'on donnait au monde savant comme un monument de la médecine française, le *grand Dictionnaire des Sciences médicales*. Jusqu'en 1817, il offre le coloris de la médecine de Pinel ; à partir de cette époque, il devint bigarré par le mélange des principes de la médecine conforme aux vues du premier *examen*. Il n'est pas terminé, que déjà s'élève, à côté de lui, le *Dic-tionnaire abrégé*, où cette médecine devient pré-pondérante. Dans le grand Dictionnaire, les fièvres sont encore *essentielles;* elles ne sont plus que symptomatiques dans le Dictionnaire abrégé. Le *Dictionnaire en vingt-et-un volumes* veut les défen-il est obligé de les réduire singulièrement, et celles dre; qu'il conserve sont reconnues partout le monde pour symptomatiques. Dans les deux Dictionnaires, la doctrine de l'*Histoire des phlegmasies* se retrouve pour toutes les maladies qui s'y rapportent.

C'est dans ce sens désormais que se font toutes les observations, toutes les recherches dont une foule de médecins distingués enrichissent la science depuis seize ans. L'inflammation en particulier est étudiée, discutée, approfondie, spécialisée plus qu'elle ne l'était. L'irritation intervient là où l'in-flammation ne pent être constatée; l'irritation, rejetée d'abord, devient chaque jour, dans les tra-vaux de nos jeunes médecins, l'instrument d'une foule de vices organiques qu'on se contentait jadis de nommer. Les rapports entre les altérations, les dépravations des humeurs et les différentes nuances de l'inflammation et des irritations moins actives, sont recherchés, discutés avec un soin et une in-dépendance de tout système préconçu, dignes des plus grands éloges. Tels sont les traits qui carac-térisent l'école actuelle, et qui se sont dessinés plus particulièrement depuis 1821, époque de la seconde édition de l'*Examen des doctrines*, qui d'un volume, fut alors porté à deux, et qui paraît maintenant en quatre volumes dans une troisième édition.

A l'*Examen* succéda un Traité de *physiologie appliquée à la pathologie*. Il fut publié par cahiers dans l'espace de quatre ans. Il est consacré à la recherche des causes des maladies, et il les montre dans la déviation des fonctions, qui, de l'état normal, passent à l'anormal sous l'influence des modificateurs extérieurs qui sont incessamment en rapport avec nos organes pendant qu'ils exercent leurs fonctions. Cette idée est une de celles que notre jeunesse exploite le mieux aujourd'hui, spécialement dans cette partie de la médecine qui porte le nom d'hygiène. Ce traité, dont l'édition est presque épuisée, a reçu, comme l'*Histoire des phlegmasies* et l'*Examen des doctrines*, les honneurs de la traduction en plusieurs langues.

Indépendamment des ouvrages dont nous essayons de vous donner une idée, un journal de médecine intitulé : *Annales de la médecine physiologique*, paraît chaque mois depuis onze ans, et est devenu le dépôt des observations, des réflexions et des mémoires qu'une foule d'honorables confrères ont bien voulu joindre aux nôtres. C'est là surtout que l'on a donné l'exemple de ces discussions impartiales sur la nature des maladies dont j'ai déjà eu l'honneur de vous entretenir.

Dans le but de faciliter l'étude et l'intelligence des vérités qui ont contribué au développement de la science, parut en 1828, un ouvrage intitulé *de l'Irritation et de la folie*. Nous en avons fait hommage à cette compagnie, aussi bien que des *Commentaires sur les propositions de l'Examen*. La cause de la philosophie positive a été plaidée dans le premier de ces deux ouvrages avec une franchise que les circonstances pouvaient rendre fort dangereuse pour l'auteur.

Enfin *le choléra-morbus*, ce terrible fléau dont nous sentons encore les coups, devait être rallié, sous le rapport le plus important, celui de la thérapeutique, aux principes qui avaient éclairé le traitement des autres maladies.

C'est aussi ce qui a été exécuté dans une brochure de deux cents pages dont nous avons l'honneur de vous offrir la seconde édition.

Mais il est temps, messieurs, de vous donner une idée sommaire de la méthode que nous suivons dans l'appréciation et le traitement des maladies. Nous le ferons succinctement, si vous daignez nous accorder encore quelques instans.

Cette méthode a choisi pour guide deux phénomènes qui ne l'abondonnent jamais au lit des malades; celui du mouvement et celui du sentiment. En effet, tant que l'homme sera vivant, la matière animale qui le constitue s'agitera sous l'influence des agens extérieurs, et il en résultera, dans des conditions données, des perceptions pour sa conscience. Si l'homme est malade, il souffrira; s'il souffre, l'observateur reconnaîtra dans les organes

affectés des mouvemens différens de ceux de l'état
normal. Si le malade prend un remède qui lui soit
favorable, ses souffrances diminueront; elles aug-
menteront dans le cas contraire.

Dans le premier aussi, les mouvemens seront
moins désordonnés, ils tendront à se rapprocher
du rythme normal ; dans le second ils se précipite-
ront et se désordonneront de plus en plus, et le
trouble tendra à se propager d'un premier organe dans plusieurs autres.

Ces faits posés, les bases de la médecine le sont
aussi. La maladie n'est jamais primitivement géné-
rale. Elle débute toujours par un organe, et souvent
par un seul tissu dans cet organe, alors même
qu'elle dépend d'une cause qui a porté l'altération
dans les humeurs, telle que celles de la petite-vé-
role, de certains typhus, etc.

Si donc le médecin, en interrogeant le sentir et
le mouvoir, est assez heureux pour découvrir le
siége primitif du désordre, si surtout il parvient à
déterminer la nature de ce désordre naissant, il
réussira le plus souvent à l'arrêter, et la maladie
sera étouffée dans son berceau.

C'est ainsi que la nouvelle méthode française est
parvenue à réduire d'une manière vraiment éton-
nante le nombre des fièvres graves ou de mauvais
caractère.

Elles ne se rencontrent plus guère que dans les
cas où ses secours ont été invoqués trop tard, et
dans ceux où elle a été entièrement rejetée. Ce fait

est des plus notoires ; il est consigné dans les tableaux des maladies traitées dans les hôpitaux et que l'on publie chaque année : on y trouve maintenant peu de fièvres générales ou essentielles ; presque toutes les maladies n'y sont plus que des affections locales.

Mais supposons, messieurs, que la bonne méthode arrive trop tard pour s'opposer aux progrès du mal, et que l'irritation se soit déjà propagée dans l'économie : dans ce cas, notre méthode n'apprend pas seulement à ménager les organes souffrans qu'elle a fait reconnaître ; elle enseigne également à apaiser leurs souffrances et à poursuivre le mal dans tous les points de l'économie vivante où il peut s'être refugié.

Ce qui la distingue surtout, c'est qu'elle ne rejette aucun moyen, quelque empirique et perturbateur qu'il puisse paraître. Nous ne jurons point de n'employer, dans les maladies, qu'un genre de remèdes ; car nous sommes persuadés que tous peuvent avoir leur utilité. Mais nous nous efforçons d'apprécier leurs effets et de les accommoder à la susceptibilité des organes malades. L'action des modificateurs de l'économie est notre étude constante, et leurs effets sur le mouvement et le sentiment, notre guide pour en prévoir les résultats. Tout ce qui nuit au cas présent est écarté ; mais nous cherchons, sans jamais nous décourager, les cas où il peut être appliqué avec avantage.

Ainsi, point de système *à priori* dans notre école,

point d'idée préconçue, point de serment *in verbá magistri*. Si nous avons, tous tant que nous sommes, choisi pour guide l'irritation et l'abirritation des tissus, c'est qu'il est impossible d'en trouver d'autre. Mais nous n'avons pas entrepris (et nous vous prions bien de noter ceci), nous n'avons pas entrepris de soutenir que ces modifications sont les causes immédiates de toutes les maladies.

Nous savons que ces causes peuvent être dans les humeurs, dans le chaud, dans le froid, dans certains virus, dans les agens impondérables, souvent même dans des influences placées hors de la portée de nos sens, et nous ne nous opposons point aux recherches qui tendent à éclairer l'action de ces causes, et à leur trouver des spécifiques; nous les partageons, au contraire, et tous les écrits des médecins physiologistes en font foi.

Mais nous soutenons qu'une maladie ne se manifeste que par l'aberration du mouvement et du sentiment, et que cette aberration, tantôt en plus, tantôt en moins, tantôt irrégulière, fournit seule au praticien les moyens de reconnaître si les secours qu'il prodigue sont utiles ou nuisibles.

Nous supplions, messieurs, chacun de vous de faire un retour sur lui-même, et de se demander comment il a jugé que la prescription de son médecin était ou n'était pas appropriée à son mal. S'il a éprouvé plus de fièvre, plus d'agitation, et plus de souffrance, il a dit à son médecin : *votre remède ne me semble pas convenable à ma situation.*

S'il s'est senti plus calme et moins souffrant, il lui a fait une déclaration contraire, et lui a témoigné sa reconnaissance.

Eh bien! les modifications que chacun de vous a éprouvées, se réduisent, en dernière analyse, à celles du sentiment et du mouvement, et la médecine que nous pratiquons n'est autre chose que l'art d'inter- préter leur signification dans les maladies.

Mais, direz-vous peut-être, n'est-ce pas aussi la médecine de tous les temps et de toutes les sectes? Le bon sens suffira pour vous dicter cette objec- tion.

Permettez-nous, messieurs, de vous dire fran- chement que ce n'est point elle. Dans une foule de cas on répondait au malade dont l'état venait d'em- pirer: *Prenez patience; c'est le remède qui agit.* Dans d'autres, la goutte par exemple, on lui disait: *Je ne saurais vous soulager ; vos souffrances sont né- cessaires au but de la nature. Il faut les supporter.* Dans plusieurs maladies aiguës, dont les remèdes avaient augmenté la gravité, au lieu de le calmer, le médecin félicitait le malade de son surcroît de fièvre et d'agitation sous prétexte que la nature lui préparait une crise salutaire.

Combien de fois n'a-t-on pas obligé des malheu- reux fébricitans, dévorés par la soif, et appétant vi- vement les boissons froides, à se gorger de potions brûlantes qu'ils repoussaient avec horreur, et qui toujours étaient suivies d'un redoublement de souffrance ! Cette pratique, messieurs, n'est pas encore si loin de nous. Avant d'arriver en France, le *choléra-morbus* en a reçu l'application. Ce n'est qu'avec une peine extrême et à force d'échecs, que les médecins de l'Inde et du levant de l'Europe ont consenti à permettre à leurs cholériques de calmer, par la glace et par un peu d'eau fraîche, l'ardeur dévorante de leurs entrailles.

Il est vraiment des cas où le malade doit supporter les désagrémens d'un remède qui lui répugne ; mais ils sont, à beaucoup près, moins multipliés qu'on ne le croyait naguère. On voit encore beaucoup de médecins qui, dans le cas de digestions pénibles et douloureuses, prescrivent des excitans dont l'estomac se trouve fort mal, et qui pourtant ne cessent d'encourager leur malade à supporter ses douleurs, en l'assurant que plus tard il en sera dédommagé. On en trouve d'autres qui ne dédaignent pas, en apparence, ses plaintes, mais qui se contentent de changer la forme du remède nuisible, sans en altérer la nature, et font ainsi passer le patient d'une souffrance à une autre, sans jamais lui procurer un véritable soulagement.

Non, messieurs, l'art d'épargner des douleurs, des tourmens aux malades n'est pas ancien comme on pourrait le supposer. Il est moderne, et il n'a fait de véritables progrès que sous l'heureuse influence de la méthode que nous employons.

Cette méthode, messieurs, a reçu le titre de *physiologique*, c'est-à-dire observant la vie, non la vie abstraite, mais la vie dans les organes, et dans les organes en rapport avec tous les agens qui peuvent exercer sur eux quelque influence.

Vous admettrez, nous osons l'espérer, la possibilité de substituer une médecine qui adresse ses remèdes aux organes souffrans, à une médecine qui dirige les siens contre des abstractions arbitraires qu'elle donne pour des maladies réelles ; qui ne conçoit les maladies que comme des collections de symptômes plus ou moins nombreux, qui doivent ou co-exister ou se succéder les uns aux autres pendant un espace de temps fatal, et qui, dans ses superbes ordonnances, néglige le surcroît de maux que sa prévention ajoute aux maux inséparables de la maladie.

Que vous dit le sectateur de cette médecine à *marches fatales* le jour où vous êtes devenu malade ? Au lieu de chercher l'organe où débute le mal pour l'arrêter et prévenir toute propagation, il vous dit avec solennité : *Attendons, la maladie n'est pas encore déclarée.* Ces mots seuls doivent vous suffire pour le juger.

Mais, messieurs, désormais cette médecine est repoussée par le siècle ; l'autre, au contraire, est voulue, est appelée par lui, parce qu'elle est conforme au besoin de l'humanité, et qu'elle se rattache à la philosophie positive dont vous connaissez l'esprit et les immenses progrès. Cette médecine est loin sans doute de la perfection où elle peut atteindre ; mais elle y marche sans que rien puisse l'en détourner, parce que son essence est une bonne méthode.

C'est une méthode pour guider l'homme dans l'observation des faits dont se composent la pathologie et la thérapeutique, et non une conception *à priori*, imaginée pour donner l'explication de ces faits. Nous osons espérer qu'il ne vous sera plus possible d'en douter, lorsque nous aurons soumis à votre sagacité la définition qu'elle donne de la nature des maladies.

Familiers, comme vous l'êtes avec les phénomènes de la nature, vous savez tous, messieurs, que l'homme ne peut rester un seul instant vivant s'il est privé tout-à-coup de l'influence des agens physiques : sa santé et ses maladies sont donc nécessairement des conséquences de cette influence. Cela posé, notre définition deviendra claire pour vous

La nature des maladies ne peut résulter pour le médecin, avant la mort du malade, que des quatre notions suivantes : 1° notion de l'organe primitivement affecté ; 2° notion des modificateurs sous l'influence desquels il s'est affecté ; 3° notion de l'influence de cet organe sur les autres ; 4° enfin notion des modificateurs sous l'influence desquels tous ces désordres peuvent céder.

La guérison, dans les cas heureux, l'autopsie, dans les cas funestes, viennent sans cesse confirmer ou infirmer le diagnostic, et l'observation recommence avec de nouvelles données, sur de nouveaux malades, mais toujours et nécessairement d'après les mêmes bases.

Vous pouvez juger, messieurs, s'il y a quelque chose d'hypothétique ou d'imaginaire dans une méthode qui procède d'après des règles aussi sévères. Y voyez-vous de la prévention, de l'arbitraire, de l'illusion? Ne fait-elle pas taire toutes les déclamations qui ont retenti long-temps parmi les médecins sur l'impossibité de découvrir la nature intime des maladies? Sans doute, on ne pourra jamais la trouver, cette nature, si on la cherche au-delà de nos moyens de connaître, c'est-à-dire dans les causes premières. Vous savez, mieux que nous, messieurs, que les savans qui ont entrepris de consulter la nature sur les phénomènes physiques ont été obligés de substituer des hypothèses à ces causes, et que la physique et la chimie n'ont que cela pour leur tenir lieu de causes premières dans l'explication des phénomènes. Eh bien! la médecine moderne n'a même pas la prétention d'offrir une hypothèse qui donne l'explication des phénomènes vitaux; elle se contente de tenir note de ce qui dérange le mouvement et le sentiment, la composition des solides et des fluides, et de le comparer avec ce qui rétablit les uns et les autres dans l'état normal.

Tous les modificateurs de la vie sont donc du domaine de ses recherches; tous ont des droits égaux à son attention : elle n'exclut rien, parce que, d'après son plan et sa nature, elle ne saurait rien exclure dans les faits qui sont relatifs à l'histoire de l'homme physique et moral, sain et malade.

Comment, après cela, pouvoir, sans injustice, la qualifier de système *à priori*, de monomanie, de doctrine exclusive qui ne s'attache qu'à une série de moyens, et rejette tous les autres avec dédain ?

J'ai mis sous vos yeux, messieurs, les principes, l'esprit, la philosophie de la méthode que l'on appelle aujourd'hui physiologique. C'est la médecine du bon sens, celle à laquelle sont forcés de se rallier tous les hommes bien organisés, que leur vocation ou les circonstances font entrer journellement dans notre carrière.

C'est à vous, c'est à l'élite des savans, qu'il appartient maintenant de juger cette méthode et de l'encourager, si vous l'en trouvez digne. Le moment où votre influence sur elle doit se faire sentir est arrivé! Daignez seulement y réfléchir, et vous serez convaincus que ce n'est point une chimère ; que son existence est réelle ; qu'elle est de nature à grandir et à attirer sur elle l'attention des hommes qui pensent et de ceux qui aiment le progrès dans toutes les productions de l'esprit humain.

www.ingramcontent.com/pod-product-compliance
Ingram Content Group UK Ltd.
Pitfield, Milton Keynes, MK11 3LW, UK
UKHW021048120726
13693UKWH00006B/2500